NOTICE

SUR LES

BAINS DE GUILLON,

Par C. LAMBERT,

DIRECTEUR-MÉDECIN.

❖

Près de Baume-les-Dames (Doubs).

❖

BESANÇON,

IMPRIMERIE ET LITHOGRAPHIE DE J. JACQUIN,

Grande-Rue, 14, à la Vieille-Intendance.

Te163

NOTICE

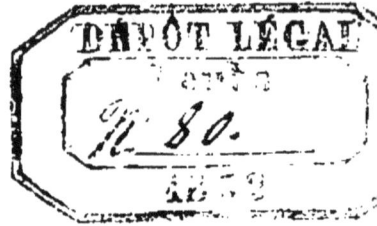

SUR LES

BAINS DE GUILLON,

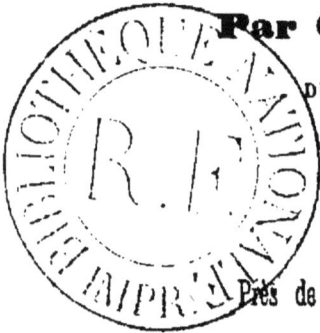

Par C. LAMBERT,

DIRECTEUR-MÉDECIN.

Près de Baume-les-Dames (Doubs).

BESANÇON,

IMPRIMERIE ET LITHOGRAPHIE DE J. JACQUIN,

Grande-Rue, 14, à la Vieille-Intendance.

BAINS DE GUILLON,

PRÈS BAUME-LES-DAMES (DOUBS).

La médecine physiologique grandissant de jour en jour par l'étude plus approfondie des lois qui président aux fonctions organiques, nous avons voulu que les bains de Guillon fussent à la hauteur des progrès de la science, en groupant dans cet établissement toutes les méthodes préconisées par les sommités médicales et sanctionnées par l'expérience.

A l'action curative de l'eau minérale, nous avons ajouté les bains russes, les bains médicinaux, l'hydrothérapie, et tous les appareils de douches et d'injections les plus perfectionnés. Notre espérance n'a pas été trompée ; car c'est au concours efficace de ces puissants agents thérapeutiques que nous devons, chaque année, de nombreuses guérisons.

Si personne ne conteste aujourd'hui l'action éminemment médicamenteuse des eaux minérales ; s'il est impossible de méconnaître qu'elles agissent comme de puissants modificateurs de l'économie, il est facile de comprendre qu'on double leur action salutaire par un ensemble de moyens qui rentrent dans le cadre de la médecine physiologique.

Telle a été la pensée qui a présidé à l'organisation des bains de Guillon ; mais, comme il n'est pas toujours facile de rompre en visière avec les préjugés, comme il faut du temps pour faire accepter des ressources nouvelles qui combattent énergiquement les maladies rebelles aux moyens ordinaires de l'art de guérir, nous témoignons ici notre gratitude aux médecins éclairés qui nous ont aidé dans cette œuvre de progrès.

Par plusieurs années de succès, Guillon a enfin pris rang parmi les établissements qui jouissent d'une réputation justement méritée au point de vue médical.

Parlerons-nous de cet établissement comme agréable maison de campagne, où une société d'élite vient chercher, à chaque saison, les plaisirs de la vie de château ?

Aux esprits fatigués par les travaux de cabinet, aux corps brisés par les veilles et les agitations du monde, aux âmes ébranlées par les commotions morales et politiques, nous rappellerons que Guillon est un séjour de paix, une habitation élégante, au milieu d'une riche nature, sur le bord d'une route, ou plutôt d'un boulevard creusé au pied des montagnes pour accompagner dans son cours la gracieuse rivière de Cusancin.

Un vaste jardin anglais, des sites pittoresques, un air toujours pur, des eaux toujours vives, des promenades variées, des excursions fréquentes à la ville voisine, aux grottes souterraines, à la glacière si renommée de la Grâce-Dieu, des bals, des jeux de toute espèce :

Tels sont les délassements de la vie de Guillon, pendant la saison des eaux.

Aux étrangers, aux touristes, nous dirons que les environs de Guillon forment les premiers chaînons de la Suisse, et que, par le chemin de fer de Dijon, on peut arriver en 24 heures de Paris à l'établissement.

Un mot maintenant sur les traitements spéciaux que les malades peuvent suivre à Guillon.

Eau minérale sulfureuse de Guillon, administrée en boisson, bains et douches.

Nous croyons inutile de revenir sur l'efficacité de l'eau de Guillon dans le traitement des *affections chroniques du tube digestif, des engorgements des viscères et du foie, des maladies de la peau*, etc.

Les guérisons de ces genres d'affections sont aujourd'hui trop nombreuses pour que nous ayons besoin de faire de nouveaux commentaires.

Comme toutes les eaux sulfureuses, celle de Guillon modifie profondément l'économie dans les maladies chroniques; mais nous ferons observer que cette eau, dont les bases sont les *acides sulfhydrique et carbonique*, est d'une digestion beaucoup plus facile que les eaux dont les principes minéralisateurs sont à bases fixes.

Nous voulons surtout appeler l'attention de nos confrères sur les avantages que nous avons retirés, dans ces deux dernières saisons, de l'eau de Guillon administrée en boisson dans le traitement des *affections de poitrine*.

Nous nous sommes expliqué ces heureux résultats par la grande analogie qui existe entre les eaux de Guillon et les

Eaux-Bonnes, qui ont acquis une si grande réputation pour la guérison des maladies des organes pulmonaires.

En effet :

D'après les analyses de MM. Desfosse, Thénard et Pouillet, l'eau de Guillon contient par litre :

Cent. cubes.

Acide sulfhydrique . . .	20,252
Acide carbonique	21,320
Gaz azoté	1,500

Grammes.

Chlorure de sodium . . .	0,312
Carbonate de chaux . . .	0,126
Carbonate de magnésie .	0,054
Sulfate de soude	0,020
Sulfate de chaux	0,005
Matière organique . . .	indét.

Selon l'analyse, les Eaux-Bonnes contiennent par litre :

Litre.

Azote	traces.
Acide carbonique	0,0064
Acide hydro-sulfurique . .	0,0055

Gram.

Chlorure de sodium . . .	0,3423
— de magnésium . .	0,0844
— de potassium. . .	traces.
Sulfate de chaux	0,1180
— de magnésie. . .	0,0125
Carbonate de chaux . . .	0,0048
Soufre	traces.
Silice et oxyde de fer . .	0,0160
Matière organique contenant du soufre	0,1065
	0,6045

Observations.

Mme M*****, âgée de 38 ans, d'une constitution lymphatico-nerveuse, éprouvait, depuis six mois, de *fréquents vomissements spasmodiques, une grande inappétence et une salivation continuelle.*

Lorsque la malade vint à Guillon, après avoir essayé inutilement tous les moyens ordinaires de la médecine, elle ne prenait, par jour, que quelques écrevisses, et de temps en temps des tasses de lait coupé ; aussi, le défaut de nourriture et la salivation l'avaient réduite à un grand état d'épuisement.

La malade commença par boire seulement quelques

verres d'eau de Guillon, puis un litre, et arriva graduelle-
ment à deux litres dans les 24 heures.

Après quinze jours de traitement, la malade pouvait déjà
digérer trois litres d'eau et quelques aliments légers. L'appétit revint peu à peu, et des aliments plus substantiels
passèrent, quoique lentement encore.

La malade ayant acquis plus de force, fut soumise d'a-
bord à l'usage de la douche écossaise sur la région de
l'estomac, et aux frictions générales : bientôt elle passa aux
douches hydrothérapiques, presque toujours suivies d'une
puissante réaction. Dès lors, les fonctions digestives repri-
rent leur activité normale, la salivation diminua sensible-
ment, pour disparaître entièrement après six semaines de
séjour à Guillon.

La malade, que nous avons visitée à quelque temps de
là, mangeait indistinctement toute espèce d'aliment, même
du jambon, sans en être incommodée.

Melle P*****, âgée de 21 ans, d'un tempérament bilioso-
nerveux, était affectée, depuis 5 ans, d'une *inflammation
chronique de tout le tube digestif, et même des organes
biliaires*. Quelques mangers blancs avaient été, pendant
les deux dernières années, la seule alimentation de la malade, qui était tombée dans un grand état de maigreur et
d'hypocondrie.

Règles supprimées depuis longtemps, fréquentes coliques, borborygmes, ballonnement du ventre, diarrhée ou
constipation, dégoût profond des aliments, sensibilité et
engorgement du foie : telle était la série de symptômes

graves que présentait la malade lorsqu'elle vint à Guillon, d'après le conseil de son médecin.

Pendant la première semaine, la malade ne put digérer que 3 à 4 verres d'eau de Guillon par jour ; bientôt elle arriva à six, et enfin à huit et même dix verres.

Au fur et à mesure que la malade pouvait boire davantage d'eau minérale, les potages gras, les côtelettes de mouton, le poulet, etc., passaient avec assez de facilité. C'est alors que la malade commença les bains d'eau minérale et les douches de vapeur sur le bas-ventre, pour rétablir la menstruation.

Sous l'influence de ce régime tonique et de cette médication stimulante, la malade eut, pendant quelques jours, une crise salutaire ; car, à partir de cette époque, l'état général de l'économie s'améliora, les digestions devinrent plus faciles, les douleurs intestinales se dissipèrent, et quelque temps après être sortie de l'établissement, où la malade avait séjourné plus d'un mois, elle avait recouvré une santé assez florissante pour pouvoir se marier.

———

M. B˙˙˙˙˙ portait sur le bras droit une *éruption pustuleuse* qui s'étendait jusqu'à l'épine dorsale et était accompagnée d'une violente démangeaison, surtout la nuit.

Le malade prit chaque jour un bain sulfureux, et but 5 à 6 litres d'eau minérale. Après 12 bains, il se manifesta une poussée qui rendit l'éruption presque générale. Le malade continua ses bains, en y ajoutant de la gélatine pour calmer le prurit. La poussée dura pendant huit jours, et l'éruption disparut entièrement, après un mois de séjour dans l'établissement.

M. R*****, âgé de 28 ans, d'un tempérament lymphatique, avait un *exema chronique* qui envahissait les extrémités inférieures et une partie du tronc. Il prit chaque jour un bain sulfureux, but abondamment de l'eau de la source, et prit une purgation au milieu de sa saison. L'amélioration commença dès le cinquième jour de son arrivée à Guillon, et ne se démentit pas jusqu'à la guérison totale de l'affection.

M. G*****, âgé de 25 ans, d'un tempérament lymphatico-nerveux, éprouvait, depuis un an, une grande gêne dans les mouvements respiratoires. Cette gêne augmentait encore par l'obligation où était le jeune malade de vivre dans un moulin, au milieu d'une atmosphère de poussière.

Lorsque le malade vint à Guillon, sur l'ordonnance de son médecin, nous avons constaté que la poitrine était étroite à sa partie antérieure, la dilatation des cellules pulmonaires était incomplète ; il y avait étouffement dans la marche et surtout à la montée d'un escalier; une toux sèche habituelle, parfois des quintes accompagnées de crachats légèrement striés de sang, indiquaient un commencement de phthisie.

Après quinze jours d'usage d'eau de Guillon en boisson (5 à 6 litres par jour), et quelques bains sulfureux, la toux avait diminué de moitié; l'oppression était moins grande. Après six semaines de séjour à l'établissement, tous les accidents que nous venons d'énumérer s'étaient dissipés, et la fraîcheur était revenue sur les joues décolorées du jeune malade.

M. V*****, d'un tempérament sanguin, âgé de 50 ans, était sujet, depuis plusieurs années, à des *catarrhes chroniques* qui augmentaient d'intensité dans les saisons froides et pluvieuses. Pris de nouvelles quintes au mois d'avril 1849, le malade se rendit à Guillon, en juin, pour faire usage de l'eau minérale, dont il buvait 6 à 7 litres par jour. Il prit alternativement un bain sulfureux et un bain russe à la vapeur émolliente. Dès le douzième bain, les quintes avaient diminué considérablement. Après le dix-huitième, il ne restait presque plus d'expectoration; après 25 bains, la guérison était complète. Sur notre avis, le malade continua chez lui à boire de l'eau minérale, et son catarrhe n'avait pas reparu au mois de novembre 1850.

M. C*****, âgé de 28 ans, d'un tempérament lymphatique, se rendit aux bains de Guillon dans l'intention de combattre un catarrhe chronique; mais une toux habituelle, des crachats abondants, purulents, parfois rouillés, et un bruit de caverne à la partie antérieure et supérieure du poumon droit, ne laissaient aucun doute sur l'existence de la phthisie.

Le malade fit pendant deux mois usage de l'eau de Guillon, en boisson, et en retira des bienfaits qui dépassèrent notre espérance; car, lorsqu'il quitta l'établissement pour reprendre ses travaux de cabinet, la toux et l'expectoration avaient presque cessé, et le travail de décomposition du tissu pulmonaire était enrayé dans sa marche désorganisatrice.

Nous regrettons de ne pouvoir multiplier les observations ; mais ces trois exemples suffiront pour appeler l'attention de nos honorables confrères sur l'efficacité de l'eau de Guillon contre les affections des organes respiratoires.

Bains russes et médicinaux,

Administrés avec frictions , massage, fumigations émollientes ou aromatiques , douches de vapeur, et douches d'eau simple ou minérale.

Nous avons déjà parlé de l'action puissante des bains russes pour guérir les *rhumatismes chroniques*, les *sciatiques*, les *névralgies*, les *raideurs articulaires*, les *suppressions de règles,* et, en un mot, les maladies qui reconnaissent pour cause la suppression des fonctions de la peau, le défaut de circulation, ou lorsqu'il faut opérer une dépuration profonde, comme dans certaines *maladies de la peau* et dans les *affections syphilitiques* invétérées.

L'activité que ces bains impriment aux fluides circulatoires qui se portent avec plus d'abondance à la périphérie du corps ; l'augmentation de la sécrétion des membranes synoviales, la réaction puissante et la transpiration profonde après le bain : tous ces phénomènes physiologiques expliquent les heureux effets qu'on en retire dans le traitement des maladies que nous venons de signaler. « Aussi, » disait le célèbre Sanchez, médecin de l'impératrice de » Russie, je pense que le bain russe, bien administré, » peut tenir lieu de moitié des remèdes contenus dans » nos pharmacies. Que ceux qui ont mission de guérir » m'indiquent un remède aussi facile, aussi prompt, aussi » efficace pour guérir la plupart de nos affections ! » (Mém. à l'Académie de médecine de Paris, 1779, pag 40.)

La boisson de l'eau minérale vient encore seconder avantageusement l'action des bains russes, que nous alternons souvent avec les bains sulfureux dans le traitement des maladies cutanées et des catarrhes chroniques, etc., pourvu, toutefois, qu'il n'y ait pas d'altération organique.

Observations.

M. L*****, brasseur, était affecté d'un *rhumatisme articulaire*. Après s'être renouvelé pendant trois années consécutives, ce rhumatisme s'était fixé d'une manière chronique à l'articulation du pied droit, qui avait été antérieurement le siége d'une entorse.

Les applications de sangsues, les frictions, les liniments de toute espèce avaient échoué, et n'avaient pu rendre le mouvement à cette articulation gonflée, raide, privée de synovie.

Lorsque le malade vint à Guillon, il marchait avec peine à l'aide d'un bâton ; le pied douloureux s'engorgeait au moindre exercice, la flexion de l'articulation était nulle, le tendon extenseur du gros orteil était adhérent à sa gaîne ; tout annonçait un commencement d'ankylose.

Comme le malade jouissait d'ailleurs d'une santé robuste, il fut soumis à un traitement énergique par les douches et les bains russes, et fit un usage fréquent de l'eau de Guillon en boisson.

Une douche de vapeur, administrée pendant un quart d'heure, et un massage méthodique, précédaient le bain russe, suivi toujours d'une abondante transpiration.

Deux fois pendant le cours du traitemont, il y eut métastase ou retour de l'inflammation aiguë. Cette surexcitation momentanée, qui cédait facilement dès qu'on suspendait la douche, était un pronostic de guérison. Au 25e bain, le tendon extenseur du gros orteil jouait librement dans sa gaîne, le malade pouvait marcher sans bâton, et l'articulation avait presque recouvré son mouvement normal après six semaines de séjour dans l'établissement.

Mme S*****, de Montbéliard, d'un tempérament sanguin, était affectée d'une *sciatique* si douloureuse, que la malade marchait avec des béquilles, portant sa jambe dans une demi-flexion. Les vents d'Est exagéraient encore les douleurs, qui privaient souvent la malade de sommeil.

Les sangsues, les vésicatoires, les frictions, les liniments, avaient été inutilement employés contre cette cruelle maladie.

La malade prit d'abord cinq bains d'eau minérale, avec addition de gélatine pour calmer l'état d'irritation générale ; puis elle passa aux bains russes et aux douches de vapeur. Après quinze douches, la malade pouvait étendre la jambe, et ne souffrait plus que dans la marche. Après vingt bains, il survint une crise assez douloureuse, qui dura pendant deux jours et céda à deux bains gélatinoso-sulfureux. Au trentième jour de traitement, la malade marchait librement, sans béquilles ni bâton, car il ne restait plus vestige de cette violente sciatique.

Mlle G*****, âgée de 19 ans, d'un tempérament lymphatique, était réglée depuis 16 ans, lorsqu'au mois de février 1849, à la suite d'un refroidissement, ses menstrues s'arrêtèrent subitement. Il survint des crachements de sang, de violents maux de tête et une toux d'irritation. Les emménagogues et les sangsues n'ayant pu rétablir les règles, la malade fut envoyée aux bains de Guillon, où elle prit, chaque jour, deux douches de vapeur sur les extrémités inférieures et la région utérine. Après quinze jours, les règles étaient complétement rétablies, et tous les accidents étaient dissipés.

Mme P*****, d'un tempérament bilioso-nerveux, âgée de 42 ans, avait eu autrefois une *affection herpétique*, qui avait disparu. Un an après cette disparition, la malade souffrait de pesanteurs et de douleurs à l'épigastre et aux intestins, accompagnées parfois de vomissements glaireux.

La malade but d'abord, pendant dix jours, 4 à 5 litres d'eau minérale et prit 8 bains sulfureux. Les vomissements furent calmés; mais, au peu de progrès que faisait la maladie vers la guérison, nous pensâmes qu'il pouvait bien y avoir répercussion du principe herpétique sur les membranes muqueuses du tube digestif. Dans cette pensée, nous ordonnâmes les douches de vapeur et les bains russes concurremment avec la boisson et les bains d'eau minérale. Dès la sixième douche sur l'épigastre, les vomissements cessèrent; dès le douzième bain, il se manifesta une forte éruption papuleuse sur le ventre et la poitrine. L'amélioration devint de jour en jour plus sensible; l'affection des organes digestifs et l'éruption avaient complétement disparu en 28 jours.

M. S*****, jeune étudiant, d'une constitution lymphatique, était affecté d'un *rhumatisme articulaire*, qui envahissait particulièrement les genoux, le coude droit et les articulations des pieds et des mains. Il y avait épanchement de synovie, gonflement, raideur et douleur dans les mouvements.

Cette maladie, qui avait suivi une marche en quelque sorte chronique dès son début, avait eu pour cause une syphilis constitutionnelle. La constitution était fatiguée par les longs traitements que le malade avait suivis avant son arrivée à Guillon.

Un traitement de six semaines par les douches de vapeur, le massage, les bains russes et la boisson de l'eau minérale, fit disparaître tous les accidents de cette maladie, qui avait si profondément altéré la santé du jeune malade.

Traitement hydrothérapique.

L'hydrothérapie est l'application méthodique de l'Air, du Régime, de l'Exercice et de la Sueur au traitement des Maladies.

La nature semble avoir tout réuni à Guillon pour ce genre de traitement : la petite rivière de Cusancin, dont les eaux sont limpides et froides, coule au pied de l'Etablissement. Les sources d'eau vive de Pont-les-Moulins, du village de Guillon, et les deux sources de Cusance, qui sourdent au milieu des bois, au pied des montagnes ou des rochers escarpés, sont autant de buts d'exercice et de promenades agréables, où les malades vont, de distance en distance, puiser l'eau pure prescrite dans ce genre de médication.

Ajoutons à ces avantages de localité, que nous avons
établi à Guillon tous les appareils hydrothérapiques les
plus modernes et les plus perfectionnés :

1º Lits de repos, pour *l'enveloppement*, séparés seulement des appareils par une belle galerie d'attente ;

2º Grand bain, demi-bain et bain de siége hydrothérapique ;

3º Douches en colonne, en pluie, en jets ascendants et
descendants ;

4º Douches à injection et à irrigation continue, pour combattre les maladies de matrice, des intestins et de la ves-
sie ;

5º Douches à tubes cylindriques, et lançant de toute
part une pluie d'eau ;

6º Douches à quatre colonnettes, à jets multiples, en-
veloppant le corps d'une pluie universelle.

7º De longues galeries et un grand salon de bains ser-
vent de promenade aux malades dans les jours de pluie ;
un billard leur procure un exercice agréable.

« La médecine, dit le professeur Scoutetten, possède deux
» grands moyens pour combattre la cause et les effets des
» maladies : ce sont l'hydrothérapie et les médicaments.
» L'hydrothérapie réussit parfaitement dans toutes les ma-
» ladies aiguës spontanées ; elle compte des succès presque
» constants dans les *rhumatismes aigus, la goutte, la scia-*
» *tique,* etc... Plusieurs maladies chroniques, rebelles aux
» moyens ordinaires de la médecine, guérissent très bien
» sous l'influence de l'hydrothérapie : il faut surtout citer
» les *affections chroniques de l'estomac, les engorgements*
» *du foie, de la rate, les affections scrofuleuses, les ma-*

» *ladies vénériennes* mal traitées, etc. » *(De l'Hydrothérapie,*
pages 342, 343 et 528.)

Afin de nous renfermer dans le cadre étroit d'une no-
tice, nous sommes obligé de renvoyer aux ouvrages spéciaux pour faire apprécier les ressources de cette méthode
éminemment antiphlogistique, et qui a mérité, par ses succès, l'approbation des académies et des médecins les plus
remarquables de France et d'Allemagne.

Nous indiquerons sommairement le mode d'action de ce
traitement sur l'économie, et les modifications que l'expérience nous a conduit à apporter dans son administration.

Lorsqu'il s'agit de rétablir l'équilibre rompu dans le ba-
lancement fonctionnel des systèmes organiques; lorsqu'il
faut combattre une maladie inflammatoire ou nerveuse,
telle que *la gastrite, la gastro-entérite, les névralgies, le
rhumatisme,* etc., nous n'avons recours qu'à l'hydrothérapie ordinaire, c'est-à-dire à l'administration de l'eau
pure aidée du régime, de la sueur et de l'exercice.

L'hydrothérapie agit de trois manières contre les maladies inflammatoires ; l'eau soustrait une portion notable
de calorique toujours excédant dans l'inflammation ; l'in-
troduction d'une grande quantité d'eau dans l'économie
diminue la trop grande richesse de sang en augmentant
sa partie séreuse ; l'application de l'eau froide à l'exté-
rieur imprime à l'organisme une grande force de réaction, et opère une dérivation puissante sur toute la surface
cutanée : dérivation qui diminue d'autant les concentra-
tions fixées sur les membranes muqueuses, synoviales ou
aponévrotiques enflammées. Le régime lacté, la boisson

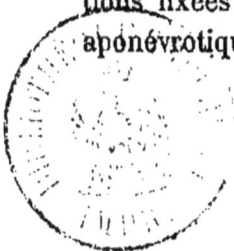

d'eau pure, les aliments bouillis ou rôtis, les légumes et l'exercice, sont de rigueur dans le traitement des affections inflammatoires.

Contre les affections nerveuses, l'hydrothérapie agit tantôt comme moyen tonique, en rendant les nerfs moins impressionnables aux influences morales ou atmosphériques ; tantôt en développant le système sanguin pour contrebalancer l'action du système nerveux ; tantôt, enfin, comme agent perturbateur, en secondant l'instinct de conservation de la nature, dont les efforts tendent sans cesse à rétablir l'équilibre momentanément rompu dans le jeu des fonctions vitales. Dans le traitement des névroses, un régime tonique et les douches hydrothérapiques sont les moyens les plus énergiques.

Si nous ajoutons aux effets de l'eau froide, appliquée sous diverses formes, le régime approprié à la nature de l'affection, les sueurs, soit comme moyen débilitant, soit comme moyen dépuratif, puis enfin un exercice soutenu qui favorise l'absorption et l'exhalation, ces deux grandes fonctions de l'économie, nous aurons une idée exacte de cette médication puissante.

Les Allemands, naturellement systématiques, ont, à notre avis, été parfois trop loin et trop exclusifs dans l'appréciation de la méthode hydrothérapique ; comme les bains russes, comme toutes les médications essentiellement physiologiques, l'hydrothérapie est contre-indiquée dans le traitement des affections chroniques du cœur, dans les lésions organiques du cerveau, de la moelle épinière, dans les hydropisies symptomatiques, la phthisie, etc.; chaque fois, enfin, qu'il s'agit de combattre une dégénérescence organique, ou que l'économie épuisée ne peut plus réagir.

Il y a eu également exagération à vouloir soumettre invariablement tous les malades à un régime uniforme ; car, il est évident que, s'il faut soumettre les tempéraments sanguins et les maladies inflammatoires au régime débilitant, il faut aussi une nourriture plus substantielle aux constitutions lymphatiques et nerveuses.

Pourquoi enfin condamner à l'ostracisme les médicaments dont l'efficacité est incontestable ? Combinés avec l'hydrothérapie, ils concourent puissamment à hâter la guérison des affections dues à des causes morbides.

Ces observations et la pratique nous ont conduits à l'*hydrothérapie modifiée*, c'est-à-dire à l'administration simultanée de l'eau froide, des eaux minérales et des médicaments spéciaux, qui semblent opérer, avec la cause morbide, une nouvelle combinaison qui en neutralise les funestes effets. Ainsi : 1º dans le traitement des *maladies de la peau*, nous remplaçons l'eau pure par la boisson de l'eau minérale sulfureuse de Guillon ; 2º pour combattre les *maladies lymphatiques, scrofuleuses*, ou les *affections vénériennes*, nous administrons à l'intérieur les préparations ou les eaux iodurées ; 3º enfin, pour neutraliser l'acide urique, qui prédomine dans la *goutte*, la *gravelle*, et les *affections des voies urinaires*, nous avons recours aux boissons alcalines, etc.

Par cette méthode, aussi simple que rationnelle, nous combattons, en même temps, les principes délétères dont les sueurs provoquent l'élimination, les symptômes inflammatoires dont l'eau diminue l'intensité, et enfin, les causes

chimiques, physiques ou *miasmatiques* qui troublent la
santé, en leur opposant les agents les plus directs, indi-
qués par la thérapeutique.

Les médecins physiologistes comprendront facilement
combien les eaux minérales et les médicaments ont une
action plus énergique, lorsque les voies digestives ont été
préparées par le régime ; lorsque, par l'exercice, l'absorption est plus intime, et par les sueurs, l'exhalation plus
complète. Il s'opère alors un travail général et continu de
rénovation, où l'économie se régénère, en quelque sorte,
molécule par molécule, quand rien ne vient troubler l'action directe des médicaments.

Mais, pour obtenir ces heureux résultats, il est indispen-
sable que les malades cessent de vivre au milieu des causes
qui ont altéré leur santé : « C'est sous ce point de vue, dit
» Scoutetten, que les établissements hydrothérapiques,
» ayant pour but de placer les malades dans des condi-
» tions meilleures, offrent à la médecine une ressource
» nouvelle contre un grand nombre d'affections chroni-
» ques. » (Id., p. 340.)

Il n'est pas moins nécessaire que le malade soit soumis
à un traitement suivi, méthodique, constamment surveillé
par un médecin spécial.

« Tout ce que j'ai vu de l'hydrothérapie, tout ce que
» j'en ai observé, dit le docteur Baldou, m'a donné la
» conviction qu'un malade, qu'un médecin, quelqu'ins-
» truits qu'ils soient d'ailleurs, se trouvent impuissants
» s'ils veulent essayer la médecine hydrothérapique sans
» en avoir fait préalablement une étude en pratique. C'est
» surtout à l'époque des crises développées dans l'action

» du traitement, qu'ils se trouvent arrêtés, effrayés même
» souvent, par ces perturbations extraordinaires qui se
» développent chez les malades ; et qu'alors, n'ayant plus
» de fil pour se conduire, ils seront forcés d'avoir recours
» à d'autres agents thérapeutiques, ce qui le plus souvent
» fera avorter le traitement, ou du moins le retardera. »

(*Instruction pratique sur l'hydrothérapie*, page 7.)

Observations.

M. C****, rentier, d'une constitution sanguine, âgé de
50 ans, éprouvait, depuis trois ans, des attaques de goutte,
qui, chaque année, envahissaient les doigts des pieds et des
mains, et parfois les articulations du poignet et du coude
droit. Il n'y avait pas encore de nodosités, ni de dépôt de
substances calcaires autour des articulations.

Lorsque le malade vint à Guillon, à la fin du dernier
accès, il y avait encore gonflement et sensibilité dans les
articulations.

Il fut soumis au régime lacté, aux viandes bouillies et
rôties, et il s'abstint de tout stimulant. Voici le traitement
suivi par le malade :

Tous les matins le malade est enveloppé dans des cou-
vertures de laine et y reste jusqu'à ce que la chaleur et
la moiteur arrivent à la peau : alors un drap mouillé dans
de l'eau à la température de 15 à 16 degrés, emmaillotte
tout le corps. Le garçon exerce, pendant trois minutes,
une friction générale, puis remplace le drap mouillé par
un drap sec. Dès que le malade est bien essuyé, il s'habille
lestement et va faire une promenade aussi longue que lui

permettent ses forces, afin de favoriser les phénomènes de la réaction.

Rentré à l'établissement pour prendre son repas du matin, le malade fait encore une promenade dans l'après-midi, et boit six à huit verres d'eau dans l'intervalle de ses repas.

Après le dîner du soir, le malade se couche quand sa digestion est faite; des compresses imbibées d'eau froide sont alors appliquées sur les articulations malades et y restent pendant toute la nuit.

Même traitement pendant douze jours. Le treizième jour, le malade, après l'enveloppement, se plonge, pendant 3 minutes, dans le bassin de piscine, à une température de 12 degrés; après le bain, friction, promenade, et compresses d'eau froide le soir.

Au vingtième jour, la sensibilité des articulations a disparu, le gonflement est considérablement diminué, et les mouvements sont plus libres.

Pendant les jours qui suivent, le malade continue les bains de piscine le matin. Dans l'après-midi, il prend une douche en jet sur les articulations des pieds et des mains, puis une douche cylindrique qui enveloppe tout le corps d'une pluie chassée avec force. Après cette douche et la friction, la peau se couvre d'une rougeur foncée, les mouvements sont libres, et le malade s'habille pour reprendre sa promenade habituelle.

Quoique les accidents de sa maladie aient complétement disparu, le malade continue ses bains pendant huit jours et retourne à Paris, où il suit son régime, ses promenades; puis il pratique, soir et matin, des lotions d'eau froide et des frictions jusqu'en novembre 1849.

Au mois de juin 1850, le malade suit encore, pendant un mois, un traitement hydrothérapique, et n'a pas vu reparaître d'accès de goutte, jusqu'à fin de janvier 1851.

Mlle O****, jeune fille de huit ans, était affectée de fréquentes coliques nerveuses qui avaient résisté aux lavements émollients et narcotiques.

Ces coliques ont cédé, en quinze jours, aux lavements d'eau froide et aux applications de compresses imbibées d'eau à 12 degrés, et qu'on appliquait, soir et matin, sur le ventre.

Mlle R****, àgée de 20 ans, d'un tempérament nerveux, était tombée, depuis un an, dans un état d'irritation nerveuse et d'anémie générale qui inquiétait ses parents. A un état d'irritation fébrile succédait souvent une grande prostration; des menstruations incomplètes, une lassitude dans les jambes et une grande maigreur, complétaient la série de symptômes qui indiquaient un grand ébranlement dans l'économie.

Tous les remèdes avaient été mis en usage; mais les toniques ne faisaient qu'irriter et les calmants n'avaient d'autre résultat que d'affaiblir. Afin de sortir de ce cercle vicieux, le médecin de la jeune malade l'envoya à Guillon pour suivre le traitement hydrothérapique.

La malade fut d'abord soumise, pendant dix jours, à l'enveloppement dans le drap mouillé, matin et soir.

Pendant dix autres jours, elle prit, chaque matin, le bain de piscine; et, vers quatre heures de l'après-midi, un enveloppement dans le drap mouillé.

La jeune malade ayant vu paraître ses règles avec une abondance inaccoutumée, fut obligée de suspendre son traitement pendant cinq jours.

Par l'action de l'eau froide et d'un régime tonique, la malade avait déjà acquis assez de force pour faire une lieue sans trop de fatigue. Elle compléta alors son traitement en prenant, chaque matin, pendant dix jours, une douche en colonnettes, chassant avec force une pluie d'eau froide très fine sur toutes les parties du corps.

Après cinq semaines de séjour à Guillon, la jeune malade avait recouvré son appétit, ses forces et sa gaieté habituelle.

Pour prévenir le retour de cette affection, nous conseillâmes de pratiquer, chaque matin, des lotions d'eau froide et des frictions sur tout le corps, au sortir d'un lit bien chaud, et de faire une promenade pendant une demi-heure.

M. T****, ancien commis-voyageur, d'un tempérament sanguin, avait eu une gastro-entérite aiguë qui, depuis deux années, était passée à l'état chronique. La langue est sale au centre et rougeâtre sur les bords; la gorge et le pharynx se couvrent facilement d'aphthes, les traits sont tirés, le moral est affecté, les digestions sont très laborieuses et la diarrhée succède à la constipation.

Le malade suit le traitement hydrothérapique suivant :

Pour régime, ses aliments se composent le matin d'une tasse de lait froid avec un peu de pain.

A midi, potage presque froid, viande rôtie ou bouillie, légumes verts, confiture ou compote pour dessert. Le soir, à 5 heures, lait froid et pain.

Le 6 juin 1849, bain d'eau à 22 degrés et frictions sur le dos et les membres avec une serviette imbibée d'eau froide, pendant que le malade se frictionne lui-même la poitrine, l'estomac et le ventre, pendant deux minutes.

Pour boisson : eau minérale dans les repas et quatre verres d'eau froide pendant les promenades, qui ont lieu après le bain et dans l'après-midi.

Le soir, application de serviettes trempées dans l'eau froide sur le ventre et l'estomac.

Le 12, bain général à 20 degrés et deux lavements froids ; le reste comme ci-dessus.

Le 22, bain à 18 degrés, frictions et lavements froids.

Le 26, bain de piscine dans l'eau à 15 degrés, et dans l'après-midi douche cylindrique, pendant deux minutes, sur le ventre et l'estomac seulement. Lavements froids et application de serviettes mouillées le soir.

Les selles sont régulières et de bonne nature, les digestions sont plus promptes.

Le 8 juillet, douche cylindrique le matin et à quatre heures du soir.

Le malade peut prendre des aliments plus substantiels qui passent avec facilité, ses promenades sont plus longues, sans fatigue, la face a repris son teint habituel.

Le 15 juillet, le malade, entièrement guéri, quitte l'établissement, avec la résolution de suivre encore pendant un mois le régime hydrothérapique, et de faire tous les matins des lotions froides, afin de consolider sa guérison.

Traitement des affections utérines.

L'établissement de Guillon réunit également tous les appareils nécessaires pour le traitement des affections de matrice, d'après les méthodes des anciens professeurs Lisfranc et Marjolin.

Si la discrétion ne nous faisait pas un devoir de garder le silence, nous pourrions citer ici de nombreuses guérisons obtenues à Guillon dans cette classe de maladies.

CONDITIONS DES PENSIONNAIRES.

Chambre, par jour	1 fr.	» c.
Bain ou douche d'eau minérale	1	»
Bain russe (linge compris)	1	50
Bain ou douche hydrothérapique	1	»
Café ou potage	»	50
Déjeuner à table d'hôte	1	75
Dîner . . id.	2	50

Il y a une seconde table à des prix inférieurs, et facilité de se faire servir à la carte aussi modiquement qu'on peut le désirer.

Honoraires du médecin suivant l'usage.

Service des domestiques, par jour, 25 centimes.

Les baigneurs externes paieront les bains ou douches 50 centimes en plus, et les personnes qui ne baignent pas paieront pour la boisson d'eau minérale, 30 centimes par jour.

Les personnes qui prendront la voiture de l'Etablissement paieront par place, 2 francs, de Baume à Guillon. — On trouvera, à toute heure, une voiture chez M. Simon, hôtel du Commerce.

Ouverture de l'Etablissement : du 15 mai au 15 octobre.

Pendant la saison, s'adresser *(franco)*, à M. Lambert, médecin des bains de Guillon, par Baume-les-Dames (Doubs).

En dehors de la saison, à M. Pouillet, propriétaire et maire à Cusance, près Guillon; ou à M. Simon, père, propriétaire à Baume-les-Dames.

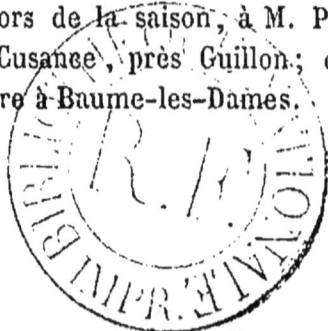

www.ingramcontent.com/pod-product-compliance
Lightning Source LLC
Chambersburg PA
CBHW070802210326
41520CB00016B/4802